全科医师

口腔科

培训手册

HANDBOOK of
DENTISTRY for
GENERAL PRACTITIONER

华成舸 杨 征 / 主编

 四川大学出版社

特约编辑:马　佳
责任编辑:蒋姗姗
责任校对:许　奕
封面设计:墨创文化
责任印制:王　炜

图书在版编目(CIP)数据

全科医师口腔科培训手册 / 华成舸,杨征主编. —成
都:四川大学出版社,2018.5
ISBN 978-7-5690-1804-2

Ⅰ.①全… Ⅱ.①华… ②杨… Ⅲ.①口腔疾病-诊
疗-手册 Ⅳ.①R78-62

中国版本图书馆 CIP 数据核字(2018)第 102182 号

书　名	**全科医师口腔科培训手册**
	QUANKE YISHI KOUQIANGKE PEIXUN SHOUCE
主　编	华成舸　杨　征
出　版	四川大学出版社
地　址	成都市一环路南一段24号(610065)
发　行	四川大学出版社
书　号	ISBN 978-7-5690-1804-2
印　刷	四川盛图彩色印刷有限公司
成品尺寸	100 mm×140 mm
印　张	2.25
字　数	75 千字
版　次	2018 年 8 月第 1 版
印　次	2018 年 8 月第 1 次印刷
定　价	28.00 元

◆读者邮购本书,请与本社发行科联系。
　电话:(028)85408408/(028)85401670/
　(028)85408023　邮政编码:610065
◆本社图书如有印装质量问题,请
　寄回出版社调换。
◆网址:http://www.scupress.net

作者
介绍

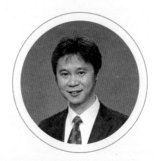

　　华成舸，四川大学华西口腔医院教授、主任医师，硕士研究生导师，口腔颌面外科专家。任四川省口腔医疗质量控制中心业务主任，四川省卫生计生委毕业后教育办公室主任，四川省口腔医学会理事兼老年口腔专委会副主任委员、全科口腔及口腔颌面外科专委会常委。

作者
介绍

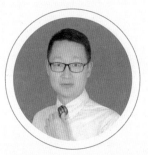

　　杨征，四川大学华西口腔医院教授、主任医师，口腔修复学专家。任四川大学华西口腔医院副院长，四川省口腔医学会全科口腔专委会常委。

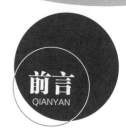

前言
QIANYAN

全科医师制度是全民医疗保障制度的基础。在我国，全科医师承担着部分口腔科（牙科）的临床诊疗任务，但囿于医学教育专业划分，临床医师接触的口腔医学方面的基础知识不多，而全科医师培训中，虽然有口腔科轮转的安排，但由于学员缺乏口腔医学基础知识，对口腔科亚专科的分类和各亚专科疾病的特点和诊疗原则不熟悉，培训效果必将受到影响。虽然网络可及知识极为丰富，但难以辨别其适用性和准确性。四川大学华西口腔医院承担着全科医师培训中口腔科轮转培训的任务。我们在工作中深切感受到一本契合于全科医师的、简明扼要的培训手册的重要性。培训手册有助于全科医师迅速熟悉口腔疾病的特点和诊疗规范，并为培训后的工作提供参考。鉴于此，四川大学华西口腔医院组织专家，精选口腔各亚专科最具特色的专业疾病和技术，编撰了《全科医师口腔科培训手册》，其在实际使用中受到了全科医师、社区医师和非口腔专业的医务行政管理人员的欢迎。在此，我们对这本手册进行了完善和补充，推荐给全国的全科医师，希望能对我国的全科医师培训提供切实的帮助。

华成舸
2018年1月

目录
MULU

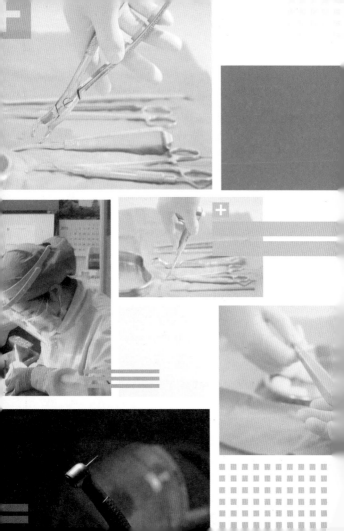

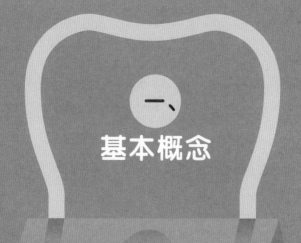

一、

基本概念

口腔科是有关牙䯅、口腔、面颈部器官组织疾病诊治的医学学科，主要亚专业包括口腔颌面外科、牙体牙髓科、牙周病科、口腔黏膜科、口腔修复科、口腔正畸科、儿童口腔科、预防口腔科、口腔病理科、口腔颌面放射影像科和口腔麻醉科等。口腔全科的主要临床任务是开展以牙科疾患为核心的口腔颌面部疾病的综合序列治疗。

二、

解剖生理学基础

口腔是消化道的入口，并与呼吸道相通互连。口腔颌面部最重要的解剖特点是牙齿和牙列的存在，以及与之紧密相关的解剖和功能特点。

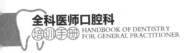

牙齿

① 牙齿与牙列 牙齿是人体最坚硬的器官。牙齿通常呈白色（可略带微黄色），质地坚硬。牙齿的不同形状适应于多种用途，包括撕裂、磨碎食物和构音等。牙齿按照一定的顺序、方向和位置排列成弓形，称为牙列。人的一生正常有两副牙列，即乳牙列和恒牙列。

② 牙位与牙列的记录

牙齿左右对称，上下相合，其解剖形态和功能各有特点。为了便于记录和交流，常用几种记录法来记录牙列和牙位，如图1所示。记录牙位时，以面对患者的角度来编排。常用的记录系统有英文字母分区法（A~H区）[先右后左、先上后下]、数字分区法（1~8区）[顺时针顺序]、十字象限法等。牙位多以阿拉伯数字记录，有些医生会用罗马数字或英语字母来代表乳牙牙位。

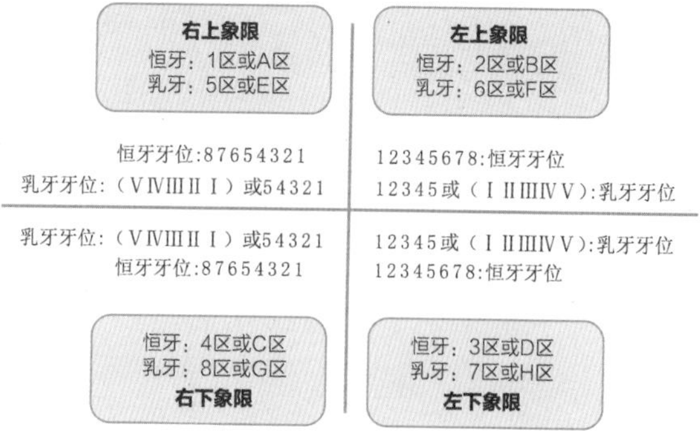

右上象限 恒牙：1区或A区 乳牙：5区或E区	左上象限 恒牙：2区或B区 乳牙：6区或F区
恒牙牙位：87654321 乳牙牙位：（ⅤⅣⅢⅡⅠ）或54321	12345678：恒牙牙位 12345或（ⅠⅡⅢⅣⅤ）：乳牙牙位
乳牙牙位：（ⅤⅣⅢⅡⅠ）或54321 恒牙牙位：87654321	12345或（ⅠⅡⅢⅣⅤ）：乳牙牙位 12345678：恒牙牙位
恒牙：4区或C区 乳牙：8区或G区 右下象限	恒牙：3区或D区 乳牙：7区或H区 左下象限

图1 牙列和牙位的记录系统及对应关系

③ 乳牙列与恒牙列 人出生后长出的是乳牙，6岁左右开始逐个被恒牙替换。乳牙每个象限各5颗，共20颗。乳牙分为乳中切牙、乳侧切牙、乳尖牙、第一乳磨牙和第二乳磨牙，如图2所示。

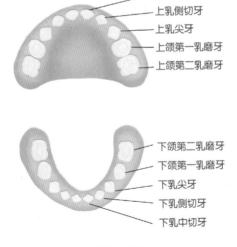

上乳中切牙
上乳侧切牙
上乳尖牙
上颌第一乳磨牙
上颌第二乳磨牙

下颌第二乳磨牙
下颌第一乳磨牙
下乳尖牙
下乳侧切牙
下乳中切牙

图2 乳牙列示意图

恒牙每个象限各8颗，共32颗。恒牙分为中切牙、侧切牙、尖牙、第一前磨牙（又称第一双尖牙）、第二前磨牙（又称第二双尖牙）、第一磨牙、第二磨牙、第三磨牙（一般称智齿、尽头牙），如图3所示。智齿经常无法正常萌出或被拔除，故很多人口内为28颗牙。

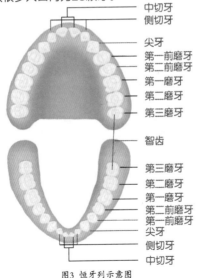

图3 恒牙列示意图

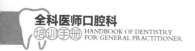

④ 牙齿的解剖 牙齿由牙釉质、牙本质、牙骨质和牙髓构成，每颗牙齿又分为三部分，即为牙冠、牙颈部和牙根。牙冠的表面为牙釉质，其深处是牙本质，中心部位是牙髓腔，内有牙髓神经、血管和结缔组织。牙根位于颌骨的牙槽突内，中央部位为根管，与牙髓腔连通，并通过根尖孔与骨髓腔连通，牙髓神经和血管通过根尖孔出入牙髓。

牙根周围通过牙周膜与颌骨牙槽突相连，牙周膜与周围的骨质统称为牙周组织。牙周组织的血供和感觉神经支配与牙髓不同。

牙周和牙体的解剖示意图如图4所示。

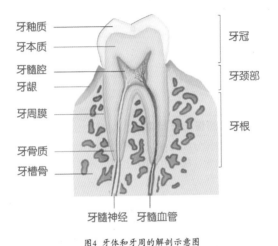

牙釉质 — 牙本质 — 牙髓腔 — 牙龈 — 牙周膜 — 牙骨质 — 牙槽骨 —

牙冠

牙颈部

牙根

牙髓神经　牙髓血管

图4　牙体和牙周的解剖示意图

　　上下牙齿组成的牙列相互契合，从而形成咬合功能，其咬合关系称为"牙合"。牙合关系极为精密，少许的异常都会引起咬合不适和功能下降。

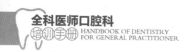

颌面部的软硬组织

① 颌骨与牙槽骨 颌骨分为上颌骨和下颌骨。上颌骨分左右两块，内含上颌窦，并与颚骨、颧骨、筛骨、蝶骨和对侧上颌骨等其他面部骨骼相连，其性质为骨缝连结。下颌骨左右连成一体，两侧通过颞下颌关节连接至颅中窝底。颞下颌关节是人体唯一的双侧联动关节，结构精巧复杂，与𬌗关系、咀嚼肌等共同构成牙颌系统，其中任何部分的结构或功能异常都会引起牙颌系统整体的问题。

颌骨附着牙齿（牙根）的部分称为牙槽突。牙髓的神经、血管在颌骨内行走，故牙齿的感染可通过牙髓腔和牙周组织深入至颌骨，成为颌骨好发骨髓炎的基础。

②　**颌面部筋膜间隙**　口腔颌面部有众多的筋膜间隙，结构复杂并相互连通，是感染时脓肿积聚和扩散的通道。面部间隙有左右眶下间隙和颊间隙，感染时面部肿胀明显；颌周间隙是指强大的升颌肌群周围的间隙，有左右颞间隙、颞下间隙、翼下颌间隙和咬肌间隙，感染常导致严重的张口受限，并可继发骨髓炎；口底颈部间隙包括左右咽旁间隙、下颌下间隙、舌下间隙和正中的颏下间隙，口底颈部间隙的感染，尤其是腐败坏死性蜂窝织炎，可向颅内和纵隔扩散并严重威胁生命。

③　**唾液腺**　口腔颌面部的唾液腺有三对，包括位于面侧后部耳垂周围的腮腺、下颌骨侧面内下方的下颌下腺以及口底舌腹下方的舌下腺。每个唾液腺均有导管开口于口内黏膜。

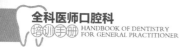

颌面部的神经支配及血供特点

① 神经 颌面部的运动和感觉神经主要包括12对颅神经，其中面神经（第七对颅神经）和舌下神经（第十二对颅神经）主要控制面部肌肉和舌体的运动，三叉神经（第五对颅神经）和舌咽神经（第九对颅神经）主要司职口腔颌面部的感觉。

② 血管 颌面部的血供主要来自于颈外动脉，并与颅内血管相通连。静脉主要汇入颈外静脉和颈内静脉。颌面部的血管极为丰富并相互通连，故组织抗感染和恢复能力较强。但因头面部的静脉缺乏静脉瓣，血液可逆流，面部的感染（尤其是鼻根与两侧口角围成的面部危险三角区）容易扩散入颅。

③ 淋巴结 口腔颌面部有消化道和呼吸道的
开口，淋巴组织极为丰富，淋巴结众多，是感染的
第一道防线。淋巴结分片分区集纳淋巴回流，可提
示感染或原发肿瘤的部位。颌面与颈部的淋巴结较
为表浅，为数众多，通常是首次发现淋巴瘤的部
分。

④ 微生物 口腔内有众多的微生物定植，目
前已知的有3000多种。正常情况下，这些微生物
处于平衡状态，并不致病。但在一定条件下，微生
态的平衡将被有些条件打破，可发生感染。感染是
口腔科最常见的疾病。

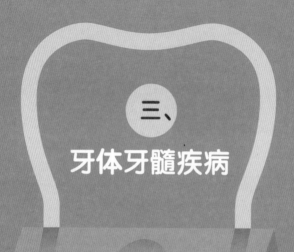

三、

牙体牙髓疾病

牙体牙髓疾病主要是指牙齿本身的疾病，常见的疾病包括龋病、牙髓炎、根尖周炎和牙体发育异常等。

（一）

龋病

① 概念 龋病即龋齿，俗称虫牙、蛀牙，是细菌及其代谢产物破坏牙体组织导致的疾病，可继发牙髓炎和根尖周炎，甚至引起牙槽骨和颌骨的炎症。如不及时治疗，最终将导致牙冠乃至牙根的完全破坏，牙齿丧失。龋病发病率高、分布广，是口腔常见病，也是人类最普遍的疾病之一，世界卫生组织已将其与肿瘤和心血管疾病并列为人类的三大重点防治疾病。

② 病因 龋病的病因为四联因素学说，即细菌、口腔环境、宿主和时间。其基本过程：致龋性食物，如糖（特别是蔗糖和精制的碳水化合物）等紧紧贴附于牙面，与唾液蛋白共同形成获得性膜。这种膜不仅牢固地附着于牙面，其环境也适宜于细

菌繁殖。在适宜的温度等局部环境下，细菌及其代
谢产物与之相互作用，形成菌斑，在足够的时间
内，菌斑将深层产生酸，侵袭牙齿，使之脱矿，并
进而破坏其有机质，产生龋洞。

❸ 分类 龋病根据破坏组织的深度分为浅龋
（局限于釉质）、中龋（破坏至牙本质浅层）、深
龋（龋坏已达牙本质深层）。深龋常继发牙髓炎，
如图5所示。根据进展速度可分为慢性龋（进展缓
慢，是最常见类型）、急性龋（进展快，多见于儿
童或健康状况不佳者）、静止性龋（龋坏进展非常
缓慢或完全停止）、继发性龋（龋病充填治疗后周
围继续发生龋坏）。不同类型牙齿的龋病如图6所
示。

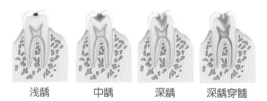

浅龋　　　　中龋　　　　深龋　　　深龋穿髓

图5 龋病及其进展过程

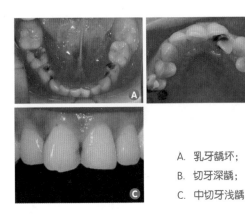

A. 乳牙龋坏；

B. 切牙深龋；

C. 中切牙浅龋

图6 龋病的表现

④ 危害 龋病可引起牙体的缺损乃至牙齿的缺失，导致咀嚼功能降低；继续发展可导致牙髓炎和根尖周炎；进一步发展可致颌骨的炎症。儿童的龋齿还可影响下方恒牙的发育和萌出以及整个颌骨的发育，导致牙颌畸形。龋病和根尖周炎与一些全身性疾病（如风湿性心脏病、肾小球肾炎等自身免疫性疾病）有关。

⑤ 治疗 龋病的治疗是现代口腔科的主要任务之一。主要手段是去除龋坏组织并以合适的材料（如银汞合金和牙科树脂充填材料等）进行充填。目前尚无口服药物可以控制龋病的发展，故治疗上以局部处理为主。

⑥ 预防 龋病的预防贯穿终生，防龋工作应从牙齿萌出就开始。预防措施如下：

①养成早晚刷牙、饭后漱口的好习惯。

②少吃酸性刺激性食物和含糖分高的食物，如糖、巧克力、饼干等。

③临睡前刷牙后不吃任何食物，只饮用白水。

④对刚萌出的恒牙进行窝沟封闭和局部涂氟等措施可有效预防龋病的发生。

⑤定期检查口腔，一般12岁以上的人应每年检查一次，12岁以下的少年儿童应更频繁地检查（详见儿童口腔相关章节）。

⑥平时饮食应多摄入富含钙、无机盐的营养食物，尽可能食用高纤维粗糙食物。

牙髓炎

① 概念 牙髓炎是指发生于牙髓组织的炎性病变。牙髓是主要包含神经血管的疏松结缔组织，位于牙齿内部的牙髓腔内。深龋、外伤、楔状缺损等牙体硬组织疾病如不能得到及时有效的控制和治疗，均可引发牙髓炎，成为口腔中最为多发和常见的疾病之一。

② 病理过程 由于牙髓组织是处于四壁坚硬、缺乏弹性的牙髓腔中，其血液循环只能通过细小的根尖孔，缺乏侧支循环，一旦牙髓发生炎症，炎症渗出物不易引流，髓腔内压很快增高，因此产生剧烈疼痛。急性牙髓炎疼痛非常剧烈，极难忍受，且常具有疼痛不定位和夜间痛的特点，成为牙科疾患中特征性的疾病。由于缺乏充分的侧支循

环，牙髓一旦发炎，即为不可逆的过程，无法自行消除，必须进行牙髓治疗才能控制疾病的发展。

③ **分类** 牙髓炎可分为急性牙髓炎和慢性牙髓炎，两者之间可相互转化。急性牙髓炎疼痛剧烈，慢性牙髓炎疼痛较轻微，甚至可能无明显疼痛。

④ **治疗** 牙髓炎首先需要开髓引流，即从牙冠的咬合面开放牙髓腔减压、引流。随后应进行根管治疗，以消除牙髓腔和根管内的炎症。最后，将龋洞或开髓洞填充封闭，并建议行全冠或高嵌体保护。目前治疗牙髓炎最为可靠的方法是根管治疗。

（三）

根尖周炎

① 概念 牙根尖周组织的急性或慢性炎症称为根尖周炎。根尖周炎是牙髓炎发展的结果，可分为急性根尖周炎和慢性根尖周炎，两者可相互转化。

② 病因 牙髓炎发展到晚期，牙髓组织大部分或全部坏死时，炎症可从根尖孔扩散到根尖周组织，引起根尖周组织感染、发炎。牙齿受到急剧的外力撞击时，根尖周组织也可能受到猛烈的创伤而造成根尖周炎。牙周炎发展到一定程度，也可引起根尖周炎并进而引起牙髓炎，被称为逆行性牙髓炎。

③ 临床分类及表现

（1）**急性根尖周炎**：急性根尖周炎常与牙髓炎并发，疼痛为自发性、持续性痛，且范围局限，咬合时疼痛加重，并伴有牙齿伸长感，患者能明确指出患牙。如果急性根尖周炎继续发展，形成急性根尖脓肿，则疼痛加剧，叩痛明显，且有持续性跳痛。脓液一旦穿破骨膜达到黏膜下，疼痛则减轻。

（2）**慢性根尖周炎**：慢性根尖周炎常无自发痛或症状不明显，仅在急性发作时加重。临床上可表现为根尖肉芽肿、根尖脓肿、根尖囊肿等。根尖周炎图例如图7所示。

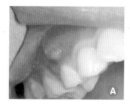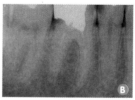

A. 上颌双尖牙的根尖周炎；

B. 下颌磨牙根尖周炎的X线表现

图7　根尖周炎

④ 治疗 根尖周炎常规需要进行根管治疗，对于无法取得满意效果或牙体破坏过于严重者可予拔除。

（1）引流：开髓引流时应打开髓腔，拔除根髓，保证根管通畅，使炎症物从根管得到引流。若急性化脓性根尖周炎脓液已经突破至骨膜下或黏膜下，可在患牙相应根尖区脓肿明显处切开，引流排脓。

（2）根管治疗术：开髓引流后，彻底清除根管内感染物，严密充填根管，做永久性治疗。对于根尖病变严重、无法彻底消除的病例，可行根尖刮治术。根管治疗步骤如图8所示。

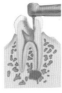

A. 根尖周炎　B. 开髓暴露　C. 拔髓后扩　D. 根管充填
　　　　　　　根管孔　　　锉预备根管　后修复牙体

图8　根尖周炎和根管治疗步骤示意图

（3）拔除患牙：对于无法治疗的残根残冠，或经规范根管治疗后效果不佳的患牙，可予拔除。

（四）

其他牙体牙髓疾患和牙体牙髓疾患
与全身性疾病的关系

❶ 其他牙体牙髓疾患 牙体可有因发育畸形导致牙釉质或牙本质的异常，并进而导致感染或影响美观，应进行牙体牙髓治疗。比如畸形中央尖和畸形中央窝常可引起牙髓炎和根尖周炎，需要治疗。对四环素牙、氟斑牙、釉质发育不全等可进行牙齿美容治疗。

❷ 牙体牙髓疾患与全身性疾病的关系 由溶血性链球菌导致的根尖周炎可引起或加重原有的心内膜和心瓣膜炎、肾小球肾炎，以及风湿性关节炎。根尖周炎未得到及时有效的控制而扩散可导致骨髓炎，引起全身的中毒症状，出现脓毒血症。上颌牙的根尖周炎可导致或加重上颌窦炎，引起患者身心不适。某些心梗或心绞痛患者可表现为牙痛，

从而掩盖原有疾病。幼年时期严重的全身性疾病可导致牙胚发育异常，而使得萌出的牙出现釉质发育不全等畸形。先天性梅毒患儿有严重的牙釉质发育障碍，形成类似桑葚的牙冠表面，被称为"桑葚牙"。

牙体牙髓科的专业特点

牙体牙髓科的工作主要为牙体的保存治疗，其中牙体缺损部位的充填治疗和根管治疗是最基本的治疗技术。其他的牙髓治疗方法，如干髓术、塑化治疗仅用于因全身或局部原因无法进行根管治疗的情况。多根管牙治疗的难度高于单根管牙的治疗难度，弯曲根管、分支根管和钙化根管均会导致治疗难度增加，甚至导致治疗失败。治疗过程中可能发生器械分离，分离的器械应根据实际情况决定是否取出。

工作重点：根管治疗和牙体修复中涉及许多小器械，小器械的消毒是院感控制的难点。根管治疗是典型技术，根管的变异度和操作质量决定了治疗的效果。

四、

牙周疾病

　　连接牙齿与颌骨并使其稳定的组织称为牙周组织，牙周组织的疾病——牙周炎，是导致牙齿缺失的主要原因之一。

（一）

牙龈炎

1 概念 围绕并覆盖在牙齿周围和牙槽骨表面的软组织称为牙龈，发生于牙龈组织的急慢性炎症称为牙龈炎。牙龈炎持续存在可发展为牙周炎，影响牙周组织乃至全身的健康。

2 病因 牙齿表面的菌斑如果较长时间未得到清理，可钙化形成牙结石（即牙石）。牙结石表面粗糙，细菌和菌斑易附着在上面并刺激牙龈。牙菌斑中不同种类的细菌繁殖和代谢过程中产生不同的酶、内毒素和其他有害代谢产物，作用于牙龈，引起牙龈炎。食物嵌塞、修复不良的义齿（假牙）、残根和颈部龋等，也都可以引起牙龈炎。一些患者的龈炎与内分泌有关，如好发于青少年。伴有口呼吸习惯者易发生增生性龈炎。孕妇可发生妊娠性龈炎。

❸ 分类及临床表现 牙龈炎表现为牙龈出血、红肿、胀痛，继续发展会侵犯硬组织，产生牙周炎。牙龈炎包括牙龈组织的炎症及全身性疾病在牙龈的表现。

（1）慢性龈炎：是最常见的一种形式，患病率高，几乎每个人在一生的某个时期都会发生程度和范围不同的慢性牙龈炎。

（2）青春期龈炎：是受内分泌影响引发的牙龈炎之一，女性患者稍多于男性。菌斑仍是青春期龈炎的主要病因。同时，由于乳恒牙更替、牙齿排列不齐、口腔卫生习惯不良，造成局部清洁情况不佳，易造成菌斑的滞留，而引起牙龈炎。

（3）妊娠期龈炎：与青春期龈炎类似，妊娠期龈炎也是由于全身激素水平的变化，使原有的牙龈慢性炎症加重，使牙龈肿胀或形成龈瘤样改变，如图9所示，分娩后病损可自行减轻或消退。

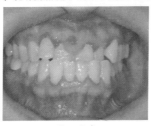

图9 龈瘤

（4）**药物性龈炎**：某些降压药、免疫抑制剂和神经精神类药物，如硝苯地平、环孢素、苯妥英钠等可导致牙龈充血、肿胀甚至增生，引起药物性龈炎。

（5）**急性龈乳头炎**：病损局限于个别牙龈乳头，牙龈乳头受到机械或化学刺激（如食物嵌塞、不良修复体的边缘、牙签的不当使用等），产生急性炎症，表现为个别牙龈乳头发红肿胀，有自发性胀痛和明显探触痛。

（6）**坏死性溃疡性龈炎**：发生原因是口腔内梭形杆菌和螺旋体大量繁殖感染，一般在身体抵抗力降低、营养不良、过度疲劳时容易发生。起病较急，2~3日内出现牙龈红肿、出血，牙龈边缘腐烂，口腔恶臭等症状。溃烂可蔓延至颊、腭、唇、舌等处，病情笃重。

（4）**治疗** 各种牙龈炎都有局部牙结石和菌斑
刺激作为发病基础的特点，故局部清洁和维护是
牙龈炎的基础治疗方法。治疗原则为注意口腔卫
生，特殊人群更应注意。治疗时需除去局部因
素，用洁治术彻底除去牙石，保持牙面清洁。对
于不良修复体、残根、牙颈部龋齿等，需要对因
治疗。对于特殊原因导致的牙龈炎和牙龈增生，
可在基础治疗的基础上，待全身情况稳定（青春
期结束、分娩后、药物调整后等）后视情况施行
进一步治疗，部分患者可自愈。若龈瘤较大，并
影响进食时，可予以切除。坏死性牙龈炎可用双
氧水含漱和高压氧舱治疗。

（二）

牙周炎

① 概念 牙周炎主要是由局部因素引起的牙周支持组织的慢性炎症。如牙龈炎未能及时得到治疗，炎症可由牙龈向深层扩散到牙周膜、牙槽骨和牙骨质而发展为牙周炎。牙周炎由于早期多无明显自觉症状而易被忽视，待有症状时已较严重，甚至已不能保留牙齿。因而必须加强宣教，使患者早期就诊和及时治疗。

② 病因 牙周炎的主要病因也是菌斑和牙结石。牙结石根据其沉积部位和性质分为龈上牙石和龈下牙石两种。龈上牙石位于龈缘以上的牙面上，肉眼可直接看到，在牙颈部沉积较多。龈下牙石位于龈缘以下、龈袋或牙周袋内的根面上，肉眼难以观察，必须用探针探查。龈下牙石是导致牙周炎及促使其进展的主要病因。另外，咬合不良导致的咬合创伤以及食物嵌塞、不良修复体、口呼吸等因素也是促使牙周组织炎症发生的常见原因。牙周炎病变示意图如图10所示。

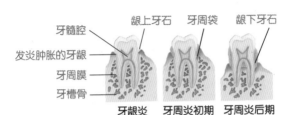

图10 牙周炎病变示意图

③ **症状** 牙周炎早期常只有继发性牙龈出血
或口臭的表现，与牙龈炎症状相似。随着炎症的进
展，牙周膜被破坏，牙槽骨逐渐被吸收，牙龈与牙
根分离，使龈沟加深而形成牙周袋。牙周袋壁有溃
疡及炎症性肉芽组织形成，袋内有脓性分泌物存
留，故轻按牙龈，可见溢脓，常伴有口臭。由于牙
周组织被进一步破坏，特别是牙槽骨被吸收加重
时，支持牙齿力量不足，出现牙齿松动、移位等现
象。当机体抵抗力降低、牙周袋渗液引流不畅时，
可形成牙周脓肿，这是牙周炎发展到晚期，出现深
牙周袋的常见伴发症状。患者伴有局部剧烈跳痛，
同时可有发烧、颌下淋巴结肿痛等症状。牙齿牙周
炎症图例如图11所示。

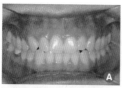
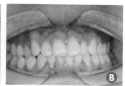
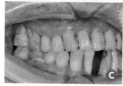

A. 正常牙龈；

B. 牙龈炎；

C. 牙周炎

图11 牙龈牙周炎症

④ **治疗** 牙周炎多不能彻底治愈，应以预防为主，治疗与维护并重。首先应尽可能消除局部刺激因素，并进行详尽的宣教以帮助患者建立正确的口腔卫生保健习惯。龈上洁治术和龈下刮治术是基础治疗，必要时需调整咬合、消除食物嵌塞和纠正不良修复体等。牙周袋溢脓时，可用1%~3%双氧水冲洗，牙周脓肿应切开引流后冲洗。袋内或脓腔内置碘甘油、牙康棒等药物。较深的牙周袋需做牙周手术，以消除导致牙周炎的牙结石和菌斑。牙齿明显松动者，可做暂时性或永久性的牙周夹板以固定松动的牙齿。牙周袋深达根尖，牙齿松动明显，炎症无法控制时，应考虑拔除。

（三）

牙周疾病与全身健康的关系

　　牙周疾病尤其是牙周炎与全身健康密切相关。长期慢性的牙周炎导致咀嚼功能低下从而影响胃肠功能，而糖尿病更是与牙周炎密切相关。一些长期使用的药物（如精神类药物和钙阻断剂），可在局部清洁状况不佳的条件下，导致局部牙龈的增生和炎症，称为药物性龈炎。长期使用双膦酸盐可导致全口牙的牙周炎。类天疱疮有时在口腔内表现为剥脱性龈炎。

　　艾滋病病人可表现为顽固的牙龈炎和广泛的牙龈增生。淋巴造血系统疾病（如白血病、淋巴瘤、血友病等）造成的凝血障碍可以导致患者牙龈反复、顽固性出血。

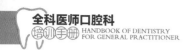

牙周科的专业特点

　　牙周科的工作主要在牙周疾病的治疗，除了常规的牙周疾病，很多全身系统性疾病都会影响牙周炎的进展，牙周疾病的治疗也有利于这些疾病的控制。临床操作技术有洁牙（龈上洁治和龈下刮治）、根面平整和牙周翻瓣术等，这些操作均需要专门培训。

工作重点：绝大多数情况下，牙周炎无法痊愈，预防和维护保养是牙周健康宣教的重点。

五、

口腔黏膜病变

　　口腔黏膜病变繁多，常见的病变有复发性阿弗他溃疡、疱疹性口炎、口腔黏膜白斑、口腔扁平苔藓、创伤性溃疡、口腔念珠菌病等。很多系统性疾病，如红斑狼疮、白塞氏病和艾滋病等，也常表现为口腔黏膜疾病。

复发性阿弗他溃疡

① 概念 复发性阿弗他溃疡，又称复发性阿弗他口炎、复发性口腔溃疡、复发性口疮，是口腔黏膜疾病中发病率最高的疾病之一，好发于唇、颊、舌缘等，在黏膜的任何部位均能出现，但在角化完全的附着龈和硬腭则少见。发病年龄一般在10～30岁之间，女性较多，一年四季均能发生。

② 病因 复发性阿弗他溃疡与遗传和免疫有着很密切的联系。有的患者有明显的家族遗传倾向，有的患者表现为免疫缺陷，有些则是自身免疫性疾病患者。另外，复发性阿弗他溃疡的发作还与一些疾病或症状有关，如普通感冒、消化不良、消化道溃疡、过度疲劳、精神紧张、郁闷不乐等情况均能引起该病发生。随着一种或多种因素作用，交替出现机体免疫力下降，致使复发性阿弗他溃疡的频繁发作。

③ 临床表现 复发性阿弗他溃疡具有周期性、复发性及自限性等特点，能在10天左右自愈。临床检查可见口腔黏膜单个或数个溃疡，多见于非角化黏膜。溃疡多呈圆形或椭圆形，中心略凹陷，周围充血红晕，表面有黄色假膜，即具有"红黄凹"的特点，如图12所示。

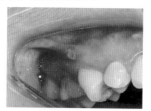

图12 复发性阿弗他溃疡

④ 治疗 复发性阿弗他溃疡的治疗以局部治疗为主，主要目的是消炎、止痛，促进溃疡愈合。治疗可选用含漱液（氯己定溶液、高锰酸钾溶液、呋喃西林溶液等）、含片、散剂（冰硼散、锡类散、青黛散、复方倍他米松等）、药膜、止痛剂等。对于症状较重者可以行局部封闭、激光烧灼等。长时间反复发作者可根据患者具体情况选用免疫抑制剂或免疫增强剂等。

口腔扁平苔藓

①概念 口腔扁平苔藓是一种较常见的皮肤—黏膜慢性、非特异性、炎性疾病，是一种上皮不全角化性病变。世界卫生组织将其列入潜在恶性病变的范畴，不具有传染性。

②病因 关于口腔扁平苔藓的病因目前倾向于免疫学说，细胞介导的局部免疫应答紊乱在扁平苔藓的发生发展中有重要作用。发病与精神因素（如疲劳、焦虑、紧张）、免疫因素、内分泌因素、感染因素、微循环障碍因素、微量元素缺乏以及某些全身性疾病（如糖尿病、感染、高血压、消化道功能紊乱）有关。

③分型及临床表现 典型病变为珠光色的白色丘疹排列成不同形状，可伴有充血糜烂。口腔扁平苔藓，如图13所示。

（1）**网纹型：** 病变由小丘疹连成的呈珠光色的线状组织构成，带有白色、灰白色花纹，花纹可组成网状、树枝状、环状或半环状等多种形状，也可表现为白色斑块状。可发生于口腔黏膜任何部位，颊部最多见，大多左右对称。

（2）**糜烂型：** 局部可充血，在充血的基础上发生糜烂。糜烂周围有白色花纹或丘疹，疼痛明显。常发生于颊、唇、前庭沟、磨牙后区、舌腹等部位。

（3）**萎缩型：** 多见于舌背，为略显淡蓝色的白色斑块，微凹下，舌乳头萎缩致病损表面光滑，发生在牙龈时，则有充血或表浅糜烂，邻近部位可见有白色花纹。

非糜烂型口腔扁平苔藓常无症状，仅有粗糙感或轻微疼痛感；糜烂型口腔扁平苔藓常有疼痛症状，可表现为持续或反复发作的疼痛。

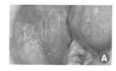
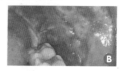
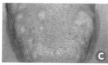

A. 网纹型；
B. 糜烂型；
C. 萎缩型

图13 口腔扁平苔藓

④ **治疗** 治疗原则是在心里疏导、全身调适的前提下，去除局部刺激因素，调整食谱，少食或不食刺激性食物，必要时辅以药物治疗。

①加强心理疏导，缓解精神压力，必要时可建议患者进行心理咨询及治疗。

②损害充血较明显、有疼痛症状者，必要时全身使用免疫抑制类药物，配合糖皮质激素局部制剂。

③损害角化程度较高、粗糙紧绷症状明显者，必要时可使用维A酸类局部制剂，补充维生素类制剂，如β-胡萝卜素、维生素A、维生素E等。

④可根据临床情况考虑配合中医药治疗。怀疑有恶变时，应及时活检以明确诊断。

（三）

口腔白斑

① 概念 口腔白斑病是指仅发生在口腔黏膜上的白色或灰白色角化性病变的斑块状损害，是一种常见的非传染性慢性疾病，以颊、舌部黏膜多见。白斑的色泽除了白色以外，还可表现为红白间杂的损害。在组织病理上的变化表现为上皮异常增生，是一种癌前损害，中老年男性多见。

② 病因 局部刺激因素在口腔白斑病的发病中具有很重要的作用，吸烟是常见诱因，其他如咀嚼槟榔、酗酒、不良修复体、残冠、残根等刺激也能引起口腔白斑。另外，白色念珠菌感染、维生素B_{12}和叶酸缺乏、梅毒、口干症等均同口腔白斑有密切关系。

③ 临床表现 口腔黏膜上出现白色或灰白色的病损，可成斑块状、颗粒状、皱纸状、疣状，表面稍粗糙，基底一般柔软。

白斑区发现皲裂、溃疡、基底变硬、表面增

厚显著或伴有红色斑块（红斑是上皮角化不全的萎缩病变，极易癌变）时应警惕癌变。口腔黏膜白斑如图14所示。

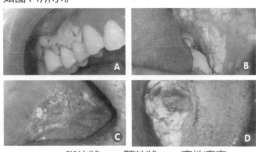

A、B. 斑块状；C. 颗粒状；D. 癌性病变

图14 口腔黏膜白斑

④ 治疗 治疗原则是除去刺激因素。例如，戒烟，禁酒，少吃烫、辣等食物，拔除残根、残冠，拆除不良修复体，等等。局部对症，严密观察。必要时可配合药物治疗，常用的有口服维生素A或鱼肝油（冠心病、肝肾功能异常与高血脂者忌用），0.2%维甲酸溶液局部涂布（不适用于伴有充血、糜烂的损害），长期使用鱼肝油涂擦白斑，每天2~3次，1~2个月为一个疗程，但不能用力过重，也可口服维甲酸或维生素A。在保守治疗期间应密切随访，必要时切除活检。

（四）

疱疹性口炎

① 概念 疱疹性口炎，又称单纯疱疹，是一种由单纯疱疹病毒所致的口腔黏膜感染性疾病，临床上以出现簇集性小水疱为特征，有自限性，易复发。

② 病因 单纯疱疹病毒感染主要通过飞沫、唾液、疱疹液直接接触传播，也可以通过食具和衣物间接传染。传染方式主要为病毒直接经呼吸道、口腔、鼻、眼结膜、生殖器黏膜、破损皮肤等进入人体。

③ 临床分型及表现 疱疹性口炎表现为口腔黏膜任何部位及口周皮肤的成簇小水疱、糜烂、结痂等，可分为原发性疱疹性口炎和复发性疱疹性口炎。

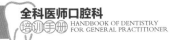

（1）**原发性疱疹性口炎：**好发于婴幼儿，发热等全身症状明显，常伴有患儿哭闹、拒食等。任何部位都可发生，多发于腭部和龈缘处，如图15所示。自然病程约7~10天。

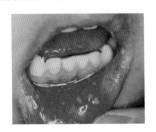

图15 原发性疱疹性口炎

（2）**复发性疱疹性口炎：**好发于成人，全身反应较轻。疱疹反复在原来发作过的地方发生，好发于口唇或接近口唇处，疲劳、紧张、胃肠功能紊乱等可诱发，如图16所示。自然病程约1~2周。

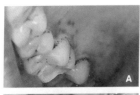
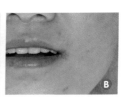
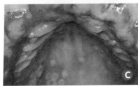

图16 复发性疱疹性口炎

④ 治疗 治疗以常规局部对症处理为主，如复方硼酸溶液、氯己定含漱液含漱，酞丁胺软膏、阿昔洛韦软膏局部涂擦等。病变早期可用阿昔洛韦或利巴韦林等抗病毒治疗，不宜用激素治疗。注意卫生宣教，症状严重者，应加强休息。另可配合中医调理。

（五）

创伤性溃疡

① 概念 创伤性溃疡是指由机械、物理、化学等局部刺激因素导致的口腔黏膜溃疡性疾病。有创伤史，去除刺激因素后，可以很快好转或愈合，不复发。

② 病因 创伤性溃疡多由于口腔内残根残冠、牙齿的锐利边缘、错位牙、不良修复体等长期慢性机械损伤造成，也可由长期咬腮、咬颊、咬唇等自伤性不良习惯造成。溃疡的形状与刺激因素契合。

化学性损伤是由于局部用药不当（如三氧化二砷失活剂、碘酚、硝酸银液等）或强酸、强碱误入口内引起。

❸ 临床表现 创伤性溃疡边缘多呈不规则肿胀、隆起，形状与刺激因素有关，中间为黄白色假膜覆盖。化学性损伤病变局部充血、糜烂，其上有一层白色假膜。局部自发痛明显，舌、颊运动受限，严重时可伴有引流区淋巴结的肿痛。

❹ 治疗 治疗上应积极去除刺激因素，停止不良刺激，感染严重者可配合抗菌药物治疗。去除刺激因素后，病损若持续存在，2周以上无好转迹象，应警惕癌变，及时进行活检。

口腔念珠菌病

1 概念 口腔念珠菌病是由真菌，主要为念珠菌属感染所引起的口腔黏膜病。其中，白色念珠菌，现称白假丝酵母菌是最主要的病原菌。

2 病因 很多健康人的口腔、阴道、消化道均可检出念珠菌，但不发病。但如果人体免疫功能明显下降，念珠菌可大量增殖，导致感染。近年来，由于抗生素和免疫抑制剂在临床上的广泛应用，免疫缺陷疾病患病增加，菌群失调或免疫力降低日益多见，在此基础上口腔黏膜念珠菌病的发生率也在相应增高。

③ 临床表现 口腔念珠菌病按其主要病变部位可分为念珠菌口炎、念珠菌唇炎、念珠菌口角炎、慢性黏膜皮肤念珠菌病。表现为口腔黏膜病变部位充血、灼痛，表面出现白色凝乳状伪膜，可成点状或片状（多见于婴幼儿鹅口疮）。部分病人白色假膜不明显，而表现为局部黏膜充血发红（如义齿性口炎），有部分患者出现局部的肉芽肿样增生。口腔念珠菌病如图17所示。

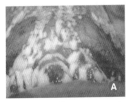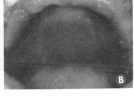

A. 鹅口疮；　　　　　　B. 义齿性口炎

图17 口腔念珠菌病

④ **治疗** 全身治疗以增强患者免疫力为主。局部治疗可用2%~4%碳酸氢钠（小苏打）溶液、1/2000（0.05%）龙胆紫水溶液或0.2%洗必泰溶液，含漱、冲洗或涂布以清洁口腔。婴幼儿鹅口疮可在哺乳前后用小苏打液涂擦口腔，鹅口疮和口角炎也可用龙胆紫液局部涂搽（每日3次）。洗必泰除可用溶液含漱外，也可以用1%凝胶局部涂布或与制霉菌素配伍成软膏或霜剂使用。通过洗必泰液与碳酸氢钠液交替漱洗，可消除白色念珠菌的协同致病菌——革兰阴性菌。常用的抗真菌药物有制霉菌素、咪康唑、克霉唑、酮康唑等，可酌情选用。

口腔白色念珠菌病的治疗时间不宜过短，一般以14日为期，过早停药易致病损复发。而肥厚型（增殖型）的疗程应更长，疗效不显著的白色念珠菌性白斑，应及早考虑手术切除。

（七）

口腔黏膜疾病与全身健康的关系

　　口腔黏膜疾病常与皮肤病密切相关，现发现口腔黏膜疾病通常是全身系统性问题的局部表现，如口腔扁平苔藓、复发性阿弗他溃疡等常与情绪变化和免疫功能异常等有关，而疱疹性口炎和念珠菌病常提示身体免疫功能低下，白塞氏病、红斑狼疮等全身性疾病常在口腔局部有表现。不少艾滋病人初始出现的症状常表现为顽固的牙龈炎、疱疹、念珠菌病、卡波西肉瘤等，故临床医生应提高警惕，及时进行筛查。

口腔黏膜科的专业特点

口腔黏膜病与皮肤病、风湿免疫性疾病、精神心理疾病关系密切，往往需要系统治疗。而治疗中与口腔其他科室不同，比较依赖于药物治疗，操作相对较少。目前，口腔黏膜专业从业人员较少，主要集中在医学院校的附属医院和较大的区域医疗中心。

工作重点： 艾滋病发病时许多首发症状在口腔黏膜，很多病人也倾向于首先在口腔科就诊，故临床医生在这方面需要提高辨识能力。

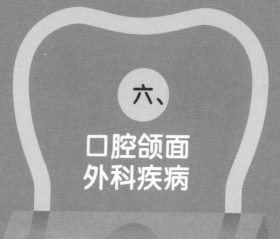

六、

口腔颌面外科疾病

　　口腔颌面外科兼具口腔科和外科专业特点，在肿病、外伤、整形等方面与耳鼻喉头颈外科、骨科、神经外科和整形外科等有密切关系，甚至业务重叠。

牙槽外科疾病

　　牙槽外科是口腔颌面外科区别于外科其他专业的重要特点。牙槽外科的日常工作是处理口腔，尤其是牙槽部位软硬组织的疾病，常见的诊疗内容如下：

① 智齿冠周炎及其治疗 智齿位于牙列最后，即第三磨牙。由于人类的进化，牙弓与颌骨关系不协调，导致智齿常无法正常萌出，继而容易发生炎症、囊肿、损害邻牙等问题。智齿冠周炎急性发作时，局部牙龈肿痛，可能导致张口和咀嚼功能受限，若感染未得到及时有效的控制，可扩散至周

围间隙，引起蜂窝织炎甚至骨髓炎。下颌智齿冠周炎图例如图18所示。治疗上以局部冲洗（生理盐水或双氧水）、上药（碘甘油、牙康等）为主，全身症状严重者可辅以抗菌药物治疗。急性感染有效控制后，智齿多需要拔除。

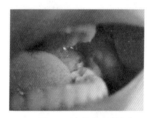

图18　下颌智齿冠周炎

　❷　**牙拔除术**　对于无法保留的牙或引起其他病变的病灶牙，需要拔除。有时为了进一步治疗（如修复、正畸等）的需要，也会拔除指定牙位的牙。有些牙无法正常萌出，因而被称为阻生牙，需要拔除或与正畸医师联合开窗牵引。

　❸　**颌骨良性病变的诊治**　颌骨由于牙齿的存

在，有许多牙源性肿瘤、囊肿、骨质增生、类肿瘤疾病产生，如牙龈瘤等，如图19所示，病变较小时可在门诊处理。

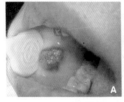 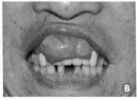

A. 血管瘤；　　　　　　　B. 牙龈瘤

图19 血管瘤与牙龈瘤

④ 唇颊系带畸形 唇颊系带畸形可产生美观问题并影响牙齿的萌出或排列，需要进行矫正。

⑤ 神经疾患 面神经疾患（如面瘫）和三叉神经疾患（如三叉神经痛）等也是口腔颌面外科常规的诊疗疾病。

⑥ 颌面部脉管瘤和脉管畸形 颌面部脉管疾病的局部药物治疗（硬化剂治疗）、微波和激光治疗等常在门诊实施。

（二）

口腔颌面部肿瘤

口腔颌面部肿瘤以良性肿瘤多见，尤其是颌骨的牙源性肿瘤，如成釉细胞瘤、角化囊性瘤、黏液瘤等，是口腔颌面外科的常规治疗疾病。口腔癌症以黏膜鳞癌多见。

① 癌症 口腔黏膜各部位均可发生癌症，其中以鳞状上皮癌多见，好发部位依次为舌、颊黏膜、牙龈、口底等，如图20所示。

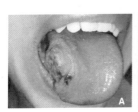

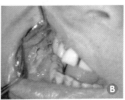

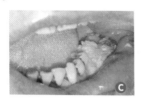

A. 舌癌；
B. 颊癌；
C. 牙龈癌

图20 口腔癌

　　舌鳞癌是口腔黏膜发病率最高的恶性肿瘤。可在口腔扁平苔藓、口腔白斑等的基础上恶变，也可在不良刺激下发生恶变。舌癌以舌缘多发，常导致长期不愈的痛性溃疡。舌癌容易发生颈淋巴转移，T2期以上的舌癌多需要行选择性颈淋巴清扫术。颊黏膜鳞癌和牙龈鳞癌发病率不同地区略有差异，居第二或第三位。颊黏膜癌转移也比较多见，仅次于舌癌。牙龈鳞癌转移相对较晚、较少。口底黏膜鳞癌早期即可发生转移，甚至双侧转移。口腔黏膜鳞癌在治疗上首选以手术为主的综合治疗方案。

　　②**良性肿瘤** 颌骨牙源性肿瘤中以角化囊性瘤（角化囊肿）和成釉细胞瘤多见，与牙齿和牙胚胎发育密切相关，是口腔颌面部肿瘤的一大特色。

　　③**囊肿** 口腔颌面部多见的是牙源性囊肿和发育性囊肿。常见的有含牙囊肿、鳃裂囊肿、甲状舌管囊肿、黏液腺囊肿等。

（三）

涎腺疾病

涎腺可发生结石、炎症、肿瘤，以及自身免疫性疾病等。

1 涎石症 涎石，即涎腺导管或腺体内的结石，好发于下颌下腺及其导管系统，常可导致慢性颌下腺炎。

2 腮腺炎 腮腺多被流行性腮腺炎累及，成年人的慢性腮腺炎常与免疫功能异常有关，如米枯力兹病、干燥综合症等，其中部分病例是IgG4相关自身免疫性疾病。

3 涎腺肿瘤 涎腺肿瘤以多形性腺瘤和沃辛瘤等良性肿瘤为主。多形性腺瘤多见于腮腺和颌下腺，是一种交界性肿瘤，包膜不甚完整，故切除应在周围正常腺体范围内切除。沃辛瘤一般见于腮腺下极，可能与淋巴结的慢性炎症有关，生物学行为良好。舌下腺的肿瘤中绝大多数为恶性肿瘤（如腺样囊性癌、黏液表皮样癌等）。

④ 唾液腺囊肿 唾液腺囊肿是口腔内最常见的软组织囊肿，以唇、舌腹、口底等处小涎腺多见。大涎腺中以舌下腺多发。舌下腺囊肿需要摘除舌下腺腺体。其他部位的囊肿可通过手术切除、烧灼、袋形术等方法治疗。

涎腺疾病图例如图21所示。

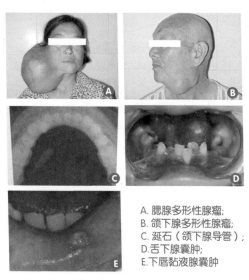

A. 腮腺多形性腺瘤;
B. 颌下腺多形性腺瘤;
C. 涎石（颌下腺导管）;
D. 舌下腺囊肿;
E. 下唇黏液腺囊肿

图21 涎腺疾病

（四）

口腔颌面部外伤

口腔颌面部处于人体暴露部位，在车祸、争斗、战争中容易发生软硬组织的损伤。颌骨骨折的治疗原则是重建咬合功能，故专业性很强。在软组织损伤的处理中，面部丰富的血管和神经需要妥善保护，故需要医生非常熟悉颌面部的生物解剖结构，故而手术的专业性很强。颌面部组织血供极为丰富，故而受伤较重的组织也可通过妥善处理后予以保存。口腔颌面部外伤如图22所示。

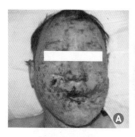
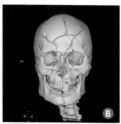
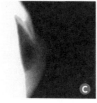
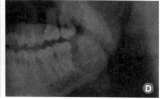

A. 爆炸伤;　B. 颌骨多发骨折; C. 颧弓骨折; D. 下颌骨骨折

图22　口腔颌面部外伤

口腔颌面部的先天和后天畸形

　　口腔颌面部最多见的先天畸形是唇腭裂，口腔颌面外科是在国内率先开展唇腭裂外科手术治疗的专业，目前已经形成完善的综合序列治疗规范。颌骨后天发育畸形严重时，需要口腔颌面外科通过正颌手术来配合正畸治疗。面部轮廓整形是近年来发展较快的专业。另外，我国口腔颌面外科在中华人民共和国成立之初就积累了极为丰富的整形重建经验，是我国整形外科的奠基专业之一，能熟练开展多种组织瓣移植等显微外科手术。

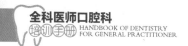

口腔颌面部感染

　　口腔颌面部有极为复杂的筋膜间隙，多数筋膜间隙相互通连，成为感染积聚和扩散的通道，颌面部间隙感染的处理需要医生对局部解剖结构非常熟悉，能明确判断感染间隙和切开引流途径。由于牙齿的存在，口腔颌面部感染多数为牙源性感染。而由于颌骨终生处于不断改建中，加之牙齿的存在使细菌获得了一个直通骨髓腔深部的通道，很多代谢性的骨髓炎，如放射性骨髓炎、无机磷中毒性骨髓炎、双膦酸盐相关骨髓炎等，均以发生在颌骨的为多见。口腔颌面部感染图例如图23所示。

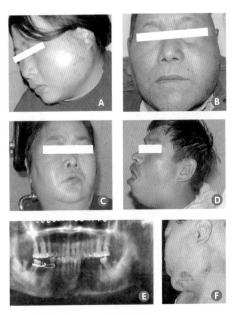

A. 咬肌间隙感染;   B. 颊间隙感染;
C. 颊间隙颌下间隙和颌间隙的多间隙感染;
D. 口底间隙感染;   E. 颌骨骨髓类X片;
F.颌骨骨髓类面部多发皮瘘

图23　口腔颌面部感染

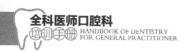

口腔颌面外科的专业特点

　　口腔颌面外科的病房工作与临床医学外科专业基本一致，故在部分医院口腔颌面外科为相对独立建制。口腔颌面部解剖结构复杂而精细，功能器官众多，疾病和手术均会对功能和美观造成影响，故对手术基本技术要求较高。另外，因为口腔中常驻菌的存在，口腔手术无法达到无菌效果，手术伤口属于污染暴露伤口，感染性疾病和术后感染相对多见。口腔颌面外科区别于其他外科的最重要特点是需要建立口腔内的牙、牙列及上下颌牙齿之间的关系——咬合关系，在治疗和手术中要高度关注。口腔颌面外科门诊工作多归于齿槽外科，主要涉及牙拔除术和牙槽部位的其他手术。

工作重点： 手术部位感染的控制、术后出血、呼吸道梗阻的处置。

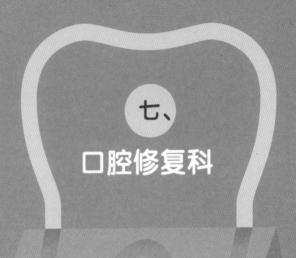

七、

口腔修复科

口腔修复科是以缺失牙修复为核心技术，以咬合功能恢复或重建为核心目标的假体修复专业，是个性化精密制造的"鼻祖"。

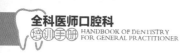

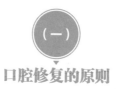

口腔修复的原则

  口腔修复是针对口腔颌面部软硬组织缺损和功能缺陷，采用人工制作的符合口腔生理和生物力学原理的修复体进行治疗的临床过程。口腔修复科是口腔医学的重要分支和组成部分。除了软硬组织形态的修复，口腔修复同时还包括功能的修复，以及通过修复手段对牙周病、颞下颌关节病、龋症等的治疗，以保障患者口腔器官乃至全身的健康。在修复方案的选择上，应结合患者局部牙缺损缺失情况、牙槽骨的丰满度、职业需要、面容和心理康复需要、经济条件，以及全身性疾病等各方面因素综合考虑，选择最合适的修复方法。

（二）

常见疾病

1 牙体缺损 牙体缺损是口腔科的常见病和多发病，指由于各种原因引起的牙体硬组织不同程度的破坏、缺损、发育畸形，而造成的牙体形态、咬合及邻接关系的异常，对咀嚼、发音、美观以及牙髓、牙周组织等可产生不同程度的不良影响。牙体缺损最常见的病因是龋病，其次是外伤、磨损、楔状缺损、酸蚀、发育畸形等。较小范围的牙体缺损常通过牙体牙髓充填修复，对于较大范围的牙体缺损，常需要用嵌体、高嵌体、冠修复等修复方法恢复外形与功能。

2 牙列缺损 牙列缺损是指单颌或上下颌牙列中部分天然牙（通常智齿除外）的丧失，临床上表现为牙列内不同部位、不同数目的牙齿缺失。

牙列缺损的病因主要是龋病和牙周病，也包括外伤、颌骨疾患、发育障碍等。由于牙列缺损后咀嚼功能减退，口腔内组织相应地发生变化，如缺牙区组织废用性萎缩、邻牙倾斜移位、对殆牙伸长等，由此也会引起创伤殆和牙周病。同时当牙列缺损时，除影响咀嚼功能外，胃肠道的消化功能也受到一定影响。

③ 牙列缺失 牙列缺失指整个牙弓上不存留任何天然牙齿或者牙根，即无牙颌，是临床的一种常见病和多发病，多见于老年人。牙列缺失的主要病因是龋病和牙周病，待病情严重到一定程度，牙齿自行脱落或被拔除。此外，病因还包括老年人生理性退行性变，导致牙龈萎缩、牙根暴露、牙槽骨吸收，形成的牙齿松动脱落，有时还可由全身性疾病、外伤、不良修复体引起。

牙列缺失对患者的面容、咀嚼功能产生严重影响，是一种潜在的病理状态。随着时间推移，可引起牙槽嵴、口腔黏膜、颞下颌关节、咀嚼肌及神经系统的有害改变。牙列缺失同时影响患者的社交，对患者心理造成影响。

牙列缺损、牙列缺失及口腔修复技术如图
24所示。

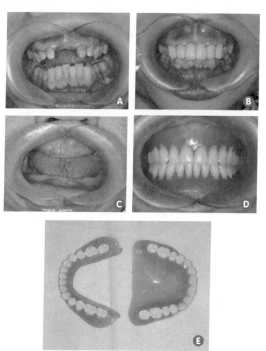

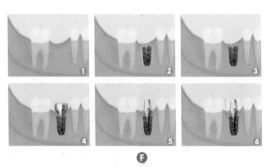

A.B. 牙列缺损及固定桥修复；

C.D.E. 牙列缺失及活动义齿修复；

F. 种植义齿修复

1.术前检查；2.植入种植体；3.愈合；

4.连接基台（二期手术）；5.取模、安装修复基台；

6.安装修复体（牙冠）

图24 牙列缺损、牙列缺失及口腔修复技术

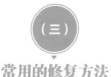

（三）

常用的修复方法

① 活动修复 活动修复主要包括可摘局部义齿、全口义齿和隐性义齿等，用于修复牙列缺损和牙列缺失。主要活动修复剩余牙固位，用牙槽嵴承受主要的咬合力。可摘局部义齿用于修复牙列缺损；隐性义齿多用于上前牙的个别牙缺损，兼顾美观；全口义齿用于修复全牙列缺失的病例，分为上、下颌全口义齿。活动修复制作方法较为简单，材料成本较低，但修复效果一般，尤其无法承受较大的咬合力。义齿需要经常取戴，晚上睡觉时需取下泡在冷水中，佩戴舒适性和方便性较差。

隐形义齿主要运用弹性树脂基托或卡环，替代普通活动义齿的金属卡环，具有较好的柔韧性。因为剔除了传统义齿中的金属卡环，具有更好的美观性。弹性基托能关闭因牙龈退缩引起的牙间隙，具有边缘封闭效果较好、不容易导致食物嵌塞等优点。隐形义齿多用于前牙区少数牙缺失的修复，或缺牙后等候固定义齿修复前的过渡性修复。

② 固定修复 固定修复主要包括嵌体（高嵌体）、冠（桩核冠）和桥等。嵌体主要用于范围较小、不累及牙尖缺损的牙体缺损修复；而高嵌体、冠（桩核冠）修复主要用于范围较大的牙体缺损，尤其是死髓牙的修复和保护。固定桥是利用剩余牙作为基牙并承受咬合力，来修复缺失的牙位。固定修复需要进行充分的牙体预备，根据拟修复的材料磨出一定厚度的牙冠表面组织，可能导致活髓牙牙髓炎，对于年轻的恒牙慎用。固定修复佩戴舒适，使用方便，但费用较为昂贵，并对基牙的牙体和牙周条件有较高要求。

③ 种植修复 种植修复是近几十年来兴起的修复方法，其原理是在缺牙部位的颌骨中植入种植体，然后在其上方进行固定修复或活动修复。随着材料技术和工艺的飞速发展，目前种植已成为很多情况下牙缺失的首选修复方法。特别是对于颌骨

吸收萎缩的患者，可以通过在颌骨中植入种植体，再进行活动义齿修复，解决颌骨萎缩患者全口义齿修复时固位不佳的难题。

④ 颌面部软硬组织的赝复体治疗 由于肿瘤手术、外伤等原因造成的颌面部大范围软硬组织的缺损，通过外科手术修复难度甚大、效果不佳，可通过赝复体治疗来获得较快较好的效果。最常见的是上颌骨部分或全部切除后，造成的口腔上颌窦瘘，可通过中空托牙修复来达到阻塞口鼻腔通道、恢复语言和咀嚼功能的效果。以往面部软组织的修复常需使用眼镜等进行固位，现在可通过在骨断面植入磁性固位体的方法来达到良好的固位。

口腔修复科的专业特点

　　牙缺失后的修复是口腔医学最早出现的技术之一，口腔修复技术从最早的活动义齿修复到后来的固定修复，以及近年来发展迅速的种植修复，都强调精密的个体化修复，是当代个性化修复的鼻祖。不同修复技术都有各自的优缺点，故应根据患者个体的情况进行选择。对于大面积牙体缺损，单纯牙体保存治疗效果不佳，需要用全冠或嵌体等修复技术进行治疗。

工作重点：复杂的活动义齿修复和局部骨质条件差的种植修复是技术难点，其中复杂和植牙修复属于限制性医疗技术。活髓牙的冠桥修复需要大量备牙，故可能导致牙髓炎，需在治疗前充分告知患者。

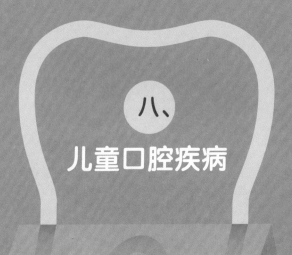

八、

儿童口腔疾病

　　儿童的生理心理与成人有显著差异,其口腔疾病的病情特点和治疗策略与成年人有较大差异。

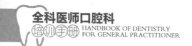

儿童口腔的生理学特点

从新生儿出生，到2岁多乳牙萌出完全，为乳牙列期。从6岁左右恒牙开始萌出并逐个替换乳牙，至12~14岁乳牙替换完成，为替牙列期。乳牙萌出和脱落的参考时间如表1所示。随后直到17~20岁，牙根和颌骨发育完成，进入成年牙列期。

颌	牙位	萌出时间	脱落时间
上颌	中切牙	8~12m	6~7y
	侧切牙	9~13m	7~8y
	尖牙	16~22m	10~12y
	第一乳磨牙	13~19m	9~11y
	第二乳磨牙	25~33m	10~12y
下颌	中切牙	6~10m	6~7y
	侧切牙	10~16m	7~8y
	尖牙	17~23m	9~12y
	第一乳磨牙	14~18m	9~11y
	第二乳磨牙	23~31m	10~12y

表1 乳牙萌出和脱落的参考时间（m:月；y:岁）

乳牙不仅是幼儿咀嚼功能器官，更为重要的是，乳牙承担的咬合力是刺激颌骨发育的重要力量，同时健康的乳牙也是引导恒牙正常萌出的重要基础。一副健康的乳牙是培养良好饮食习惯的基础，健康的牙齿、良好的咀嚼，可促进颌面部及全身生长发育。但是，因为乳牙钙化程度较低，加之幼儿口腔保健意识不强，常食甜品，所以乳牙比恒牙更容易龋坏。而一旦发生龋坏，进展也非常快速，形成根尖周炎，即可能对其下方恒牙胚的发育会造成影响。随着临床研究的深入，乳牙列期和替牙列期的口腔健康在儿童期乃至一生中的作用日益受到重视，儿童口腔保健和治疗的需求也日益增加。

替牙列期正好处于青少年期，恒牙萌出参考时间如表2所示。由于口内牙齿参差不齐，加之口腔保健意识不强，可能导致新萌出的恒牙快速发生龋坏。尤其是第一、第二磨牙，由于沟窝较深，容易发生龋坏。由于口腔健康知识缺乏，人们常以为龋坏的是乳牙而未予重视，因此导致恒牙的早期缺失。牙列替换过程中，易发生恒牙萌出时间、方向等异常，导致牙殆畸形。

颌	牙位	萌出时间
上颌	中切牙	7~8y
	侧切牙	8~9y
	尖牙	11~12y
	第一前磨牙	10~11y
	第二前磨牙	10~12y
	第一磨牙	6~7y
	第二磨牙	12~13y
下颌	中切牙	5~7y
	侧切牙	7~8y
	尖牙	9~10y
	第一前磨牙	10~12y
	第二前磨牙	10~12y
	第一磨牙	6~7y
	第二磨牙	11~13y

表2 恒牙萌出参考时间（y:岁）

（二）

儿童的口腔健康管理

儿童的口腔健康管理应遵循"预防为主，防治结合"的原则，对生长发育时期的儿童通过2~4次/年的口腔健康检查，尽早发现儿童口腔中出现的健康问题并实施干预措施，降低其口腔疾病发生的风险，维护其口腔健康。

① 养成良好的饮食习惯和口腔卫生习惯 儿童养成良好的饮食习惯可保证供给充足的蛋白质、维生素、钙、磷等营养成分，有利于牙齿的正常发育。培养儿童良好的口腔卫生习惯，如科学地刷牙等，能很好地预防龋齿和牙龈炎的发生。

② 建立口腔健康档案并定期进行口腔检查

①儿童应从第一颗乳牙萌出起至1周岁前建立

口腔健康档案，评估儿童的患龋风险、口腔健康状况及全身健康状况。

②对高龋风险的婴幼儿应及早实施防龋措施。

③对有遗传性错𬌗的儿童应及早进行咬合发育管理。

③ 及早发现儿童龋坏并予以治疗，维护乳牙列的完整 由于乳牙的龋坏，口腔内致龋菌增加，儿童的高龋风险会一直延续到恒牙列。乳牙邻面的龋坏还可引起牙弓长度缩短，造成恒牙萌出时的拥挤。乳牙龋坏若被忽略，感染还可扩散至继承恒牙。因此，积极治疗儿童早期龋坏，可避免其对儿童咀嚼功能、全身发育及继承恒牙的不良影响。

儿童口腔常见病及治疗原则

❶ 乳牙龋坏及相关疾病 乳牙容易发生龋坏且进展较快，故及时治疗非常关键。对于经过完善治疗仍无法控制炎症的乳牙宜及时拔除，以免造成恒牙发育和萌出的异常。

❷ 年轻恒牙龋坏及相关疾病 年轻恒牙指的是虽然已经萌出甚至已经到位，但根尖孔尚未完全关闭者。这类牙齿的龋坏一旦导致牙髓炎，应尽可能保留根髓，进行根尖诱导，使牙根尽量完善。

❸ 牙列替换和萌出异常 替牙列期尤其是早期，由于颌骨发育滞后于前牙的替换，常会导致一定时间内的牙列拥挤，称为丑牙期。这时候若无严重畸形，可暂不予处理，待恒牙萌出完成后视情况再进行正畸治疗。但对于较为严重的畸形，如反𬌗或颌骨发育异常，及早介入会取得更好的效果。

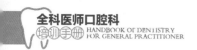
④ **外伤** 儿童和青少年较为活泼、好动，容易发生伤害事件，而牙齿首当其冲，容易受伤，常发生冠折、震荡、根折、脱位等伤害。处理时，因儿童和青少年的修复能力强，应尽可能保留伤牙。对于牙髓应尽可能保留，必要时进行根尖诱导，不可贸然杀髓。

外伤断裂的牙折片和脱位牙有时可复位保留。故对于离体牙齿或断片应妥善保存以供专科医师评估复位或保留的可能性。离体牙齿组织应常温湿润保存送医，较好的保存媒介有生理盐水、鲜牛奶、病人唾液（含在口内），以及暂时复位（需一定专业技能），复位时间越早越好。

儿童口腔科的专业特点

乳牙易发生龋坏，可导致乳牙缺失、乳牙列功能低下，甚至导致恒牙发育和萌出异常，影响颌面骨骼发育。儿童需要在家长配合下培养良好的自我管理习惯，并及时治疗牙科疾病。

工作重点：需要重视对家长的宣教和争取患儿的配合。

九、

口腔正畸科

牙齿排列不整齐，不仅有损美观，而且影响咀嚼、语言等功能。正畸科的治疗目标是美观与功能的统一。

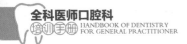

正畸治疗的概念及意义

正畸就是矫正牙齿、解除错𬌗畸形，常被称为"矫正牙齿"。牙位错乱乃至整个咬合关系的错乱，会严重影响整个口颌系统的正常功能，影响面容美观，导致一系列的疾病和心理障碍。随着现代正畸治疗学日趋完善，正畸治疗已成为口腔健康维护的重要内容。

一般而言，生长发育期是牙齿固定矫正的最佳时机，到青春快速生长发育期（一般女孩11岁～13岁，男孩12岁～14岁），换牙基本完毕，颌骨仍有发育潜力，此时是进行固定矫治的最佳时期，绝大多数错𬌗畸形均可在此时解决。

　　成年人生长发育停止，骨代谢及牙槽骨改建比较缓慢，牙齿移动速度相对缓慢，所需的矫治时间较儿童长，对颌骨进行矫形治疗收效甚微。如果仅仅是牙齿排列不齐，成年与否影响不算特别大，但波及骨骼矫正，如下颌太长需要内收一点等情况，成年后治疗的劣势明显。对于严重的骨性错殆畸形，单纯采用正畸治疗常不能取得满意效果，则需采用外科手术配合正畸治疗。

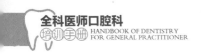

错𬌗畸形（安氏分类）

安氏分类是由现代口腔正畸学的创始人Angle医生于1899年提出的错𬌗畸形分类法，是目前国际上应用最广泛的一种简单的错𬌗畸形分类法。

① 第一类错𬌗（中性错𬌗） 上下颌骨及牙弓的近、远中关系正常，即当正中𬌗位时，上颌第一恒磨牙的近中颊尖咬合于下颌第一恒磨牙的近中颊沟内。若全口牙齿无一错位者，称为正常𬌗；若有错位者，则称为第一类错𬌗。

② **第二类错殆（远中错殆）** 下牙弓及下颌
处于远中位置。若下颌后退1/4个磨牙或半个前磨牙
的距离，即上下颌第一恒磨牙的近中颊尖相对时，
称为轻度远中错殆关系。若下颌再后退，以至于上
颌第一恒磨牙的近中颊尖咬合于下颌第一、第二前
磨牙，则是完全的远中错殆关系。

③ **第三类错殆（近中错殆）** 下牙弓及下颌
处于近中位置。若下颌前移1/4磨牙或半个前磨牙
的距离，即上颌第一恒磨牙的近中颊尖与下颌第一
恒磨牙远中颊尖相对，称为轻度的近中错殆关系。
若下颌向近中移位1/2个磨牙或1个前磨牙的距离，
以至于上颌第一恒磨牙的近中颊尖咬合在下颌第
一、第二恒磨牙之间，则是完全的近中错殆关系。

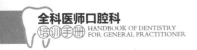

正畸治疗的原则和常用方法

① 活动矫治器 矫治器通常是一种不锈的、富有弹性的金属丝或塑料制品，以及两者结合的机械性装置。矫正器戴在口内或颌面部，主要用于乳牙期错殆、替牙期简单错殆（如乳牙反殆）、替牙期个别牙反殆等。

优点： 活动矫治器构造简单，制作容易。患者能自行摘戴，便于洗刷，能保持矫治器和口腔的卫生。避免损伤牙体牙周组织。施力过大疼痛时，患者可自行卸下，矫治力也可因矫治器离位而消除。活动矫正器方便美观，如遇到有外交、演出等需要，晚间戴即可。只要设计合理、制作精细、调整加力适宜，一般能矫治常见的畸形。

缺点： 活动矫正器对基牙无倒凹者，固位相对差，效果不佳，支抗不足。有异物感，取戴麻烦，患者往往不能坚持。作用力单一，控制牙移动能力不如固定矫治器，牙齿移动方式多为倾斜移动，整体移动难。影响发音，因为基托的关系，舌活动度受限，导致使用者说话不清楚。

② **固定矫治器** 固定矫治器是一类粘在口内，患者不能自行摘戴的矫治器，其生物力学极其复杂，经过早期方丝弓矫治技术，到后来Begg细丝、Tip-edge矫治技术，以及现代直丝弓矫治技术。固定矫正器适用于较为复杂的替牙期畸形、恒牙期畸形。

优点： 固定矫正器体积小、佩戴舒适、不影响发音。固定良好，支抗充足，疗程较短。整体移动、转矩、扭转等控制较为容易，适用于较为复杂的畸形的矫治。临床复诊加力间隔时间长。患者不能自行将矫治器摘下，所以矫治力可得以持续发挥。

缺点： 戴用带用固定矫治器需要特别重视口腔卫生保健，如不特别关注易引起龋病、牙龈炎。固定矫治技术相对复杂，临床上椅旁操作时间较长，因此只能由有经验的医师来使用。如力量过大，容易引起牙体、牙周组织的损害，产生不良后果。

③ 功能矫治器 功能矫治器的矫治原理是利用咀嚼肌或口周肌的功能作用力，通过被戴用的矫治器传递至被矫治的部位，改变错位的牙殆器官，诱导其生长发育向正常方向进行，从而矫正形成中的错殆畸形。大多数功能性矫治器需达到以下矫正要求：第一，利用肌肉力影响牙齿和骨骼。第二，上、下牙列打开、咬合分离。第三，下颌向前（或向后）移位。第四，吞咽时上、下唇紧密闭合。第五，选择性改变牙齿的萌出方向。

④ 隐形矫治技术 隐形矫治技术是区别于传统矫治的一种矫治技术，因没有唇侧的钢丝和托槽的存在，具有美观、隐蔽的特点，故被称为隐形矫治。隐形矫治技术包括无托槽隐形矫治（属于活动矫治范畴）和舌侧矫治（属于固定矫治范畴）。无托槽隐形矫治是使用近年来发展起来的精确取模、计算机辅助设计和制作的一种矫治技术，采用特殊

的无色透明弹性塑料材料制成个性化的系列活动矫
治器，由患者自行摘戴，一般不使用托槽和弓丝，
可与种植支抗等配合使用。舌侧矫治是将特殊设计
的托槽粘接于牙齿舌侧，托槽和弓丝均在牙齿舌
侧，基本不妨碍患者的日常生活与社会活动，达到
美观效果。各种正畸矫治器如图25所示。

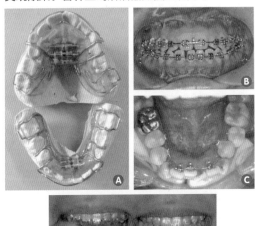

A. 活动矫治器；　　　B. 唇侧托槽固定矫治器；
C. 舌侧托槽固定矫治器；D. 隐形矫治器

图25 各种正畸矫治器

口腔正畸科的专业特点

　　口腔正畸治疗目前需求量日益扩大，但正畸治疗对咬合和关节功能的影响常被忽略，不管是传统的弓丝矫治还是目前发展较快的隐形矫治，都需要医生对牙移动的生物力学、咬合关系、关节功能等有足够知识，否则不仅可能导致治疗失败，还可能引发更为严重的身心疾病。

工作重点： 正畸治疗方案很难判断对错优劣，需要与患者充分沟通，取得患者的理解和配合。常规情况下，正畸病人不宜在治疗过程中更换医生。

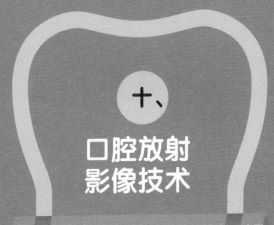

十、

口腔放射影像技术

口腔放射影像技术是放射影像技术在口腔医学领域的应用，为满足口腔解剖生理特点和口腔治疗的需要，口腔颌面放射影像技术有其突出特点。在19纪至20世纪，除牙科X线片外，口腔颌面放射影像技术主要利用放射影像的设备和技术对口腔颌面部组织进行检查，常用的是X线平片和多通道CT扫描。随着20世纪后半叶口腔颌面全景机以及21世纪CBCT技术和相关设备的发明和应用，口腔颌面放射技术形成了有别于常规X线影像技术的鲜明的专科特点。

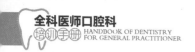
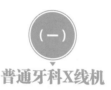

（一）
普通牙科X线机

① **设备和技术简介** 普通牙科X线机简称牙片机，是拍摄牙及牙齿周围组织X线片的设备，主要用于拍摄根尖片、咬合片、咬翼片，如图26所示。牙科X线机使用固定阳极X线管，具有体积小、安装简便、机头转动灵活、使用方便、图像清晰度高等特点。牙科X线机分为壁挂式、座式、附设于综合治疗台的牙科X线机三种类型。

该技术成像范围和辐射剂量极小，所以在照片时，需要根据不同的牙位调节不同的投照角度，并设定适合的曝光剂量，要求操作人员对口腔和牙齿的解剖生理结构具备基础知识，并经过专门培训，方可顺利操作并保证摄片质量。

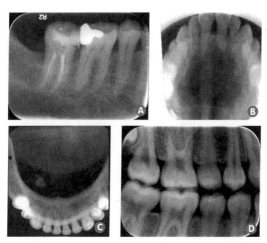

A.根尖片; B.上颌咬合片; C.下颌咬合片; D.咬翼片

图26 常用牙科X线片图像

② **临床应用** 牙科X线机在临床上应用广泛，主要通过拍摄根尖片、咬合片、咬翼片来显示牙、牙周组织以及部分颌骨的正常结构及病理改变。

（1）**根尖片。** 作为最常用的口腔影像检查手段之一，根尖片可以显示整个牙体、牙周组织以及邻近的颌骨结构影像，包括切牙孔、腭中缝、上颌窦底、颧骨、喙突、上颌结节、颏孔、下颌神经管等，常常用于龋病、根尖周疾病以及根管治疗的不同阶段的长度测试以及牙槽骨吸收、牙根折裂、多生牙等疾病的诊断，也可以应用于阻生牙的定位等。

（2）**咬翼片**。咬翼片主要用于一次显示上下颌多个牙的牙冠部分，常用于邻面龋、髓石、髓腔形态、𬌗面填充物边缘情况、牙槽嵴顶破坏情况等检查。

（3）**咬合片**。使用6cm×8cm咬合片，可进行以下不同部位的拍摄。

上颌前部咬合片： 显示上颌前部全貌，包括切牙孔、鼻中隔、上颌窦、鼻泪管、上前牙、腭中缝等结构。

上颌后部咬合片： 显示被照侧上颌骨后部牙齿及对应骨质影像改变。

下颌前部咬合片： 常用于观察下颌颏部骨折及其他骨质改变。

下颌横断咬合片： 常用于观察下颌骨体颊舌侧膨胀、骨折移位、异物、下颌下腺及导管的结石等。

全景片

1 设备和技术简介 口腔曲面体层X线机又称全景X线机，主要用于拍摄下颌骨、上下颌牙列、颞颌关节、上颌窦等，设有头颅固定仪，可做头影测量X线摄影，进行定位测量分析，确定治疗方案，观察矫治前后头颅和颌面部形态变化及其疗效。

（1）全景X线机。全景X线机根据口腔颌面部下颌骨呈马蹄形的解剖特点，利用体层摄影和狭缝摄影原理，通过固定三轴连续转换，进行曲面体层摄影。患者头部进入拍摄区域，颏部放到颏托板上，上下颌前牙咬住固定咬合片定位后，保持体位不变，球管扫描头开始转动扫描。曝光时间一般为16～20 s，如图27所示。正常曲面体层片影像如图28所示。

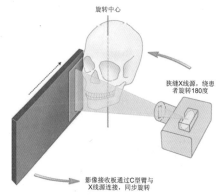

图27 曲面体层片狭缝摄影原理

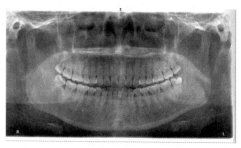

图28 正常曲面体层片影像

（2）**头颅定位X线片**。与常规X线摄影的头颅后前位片和头侧位片相似，头颅定位X线片需要特殊的定位。拍摄头颅定位X线片时，球管位置固定。患者进入拍摄区域，调整拍摄高度，将耳塞放到患者双侧外耳道内，眶点指针放到鼻根点，进行正位和侧位的曝光。

②　临床应用　口腔曲面体层X线机主要用于拍摄口腔曲面体层片以及头影测量正、侧位片。

①口腔曲面体层片（全景片）可以在一张图像中显示全口牙齿、双侧上下颌骨、上颌窦、颞下颌关节等，用于观察颌骨肿瘤、外伤、炎症、颌骨畸形等病变。

②头影测量正侧位片常用于正畸、正颌术前分析，以及术后效果评估，包括正常及错𬌗畸形患者牙、颌、面形态结构分析，以及颅面生长发育记录等。

（三）

锥形束CT

① 设备和技术简介 口腔颌面部锥形射线束计算机/立体体层摄影CT（Cone Beam Computed Tomography，CBCT或Cone Beam Volumetric Tomography，CBVT）是近年来口腔影像领域最新的X线成像技术，如图29所示。锥形束CT成像原理是CT球管发射出锥形体X射线，由平面传感器接收一个面的X线信号，经过一个圆周或半周扫描重建出整个目标体积的影像。锥形束CT只需180°~360°（视不同机型而定）扫描即可完成重建信息的收集，扫描时间一般小于20s，依靠特殊的反投影算法重建出三维影像，如图30所示。这种成像技术比传统的多通道螺旋CT成像扫描时间缩短，辐射剂量显著减少，图像细节更为清晰，质量更高。

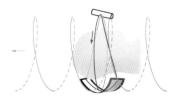

图29 曲面体层片狭缝摄影原理

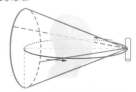

图30 正常曲面体层片影像

② 临床应用

（1）牙及牙周疾病的影像诊断。CBCT可以提供三维影像信息，对细节的影像显示更为清晰。因此，CBCT为确定龋病的破坏范围、辅助疑难根管的治疗、了解根管数目、评估牙周病引起的牙槽骨以及根分叉部位骨质吸收情况、确定根尖周病的炎症破坏范围、进行阻生牙的三维定位、评价阻生牙与周围重要解剖结构之间的关系、开展颌骨内微

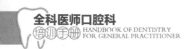

小病灶的诊断和处理提供了新手段。CBCT从三维的角度更加精确地显示囊肿或肿瘤性病变的具体边界范围、边缘骨质情况、病损密度、内部结构，以及与周围结构的关系等重要的影像学特征，因此有利于颌面部囊肿和肿瘤的术前诊断、鉴别诊断、外科手术术式确立，以及术后评估和追踪。

（2）颌面部骨折的影像诊断。CBCT提供的三维影像信息以及良好的空间分辨率可以帮助诊断复杂的颌面部骨折，而CBCT的三维重建功能更能结合各种软件辅助进行术前模拟手术，帮助患者更好地恢复面型。

（3）牙种植手术的应用。CBCT可以在术前提供更多更精确的关于种植区骨质骨量和周围重要解剖结构（如上颌窦、下齿槽神经管等）的信息，帮助医生确定手术方案。CBCT还可以用于种植术后评估和效果追踪。此外，可以结合种植相关软件模拟种植体的植入方向和选择种植体的大小，利用CBCT的数据制作种植导板，极大地提高种植手术的精确率和成功率。

　　（4）颞下颌关节疾病的应用。CBCT对硬组织影像的良好显像为颞下颌关节疾病（包括颞下颌关节紊乱、关节强直、炎症、肿瘤等）的诊断和治疗效果评估提供了更好的检测手段。CBCT可以清楚地显示颞下颌关节的三维结构和形态、关节间隙、骨质的改变情况，从而辅助临床诊断和确立治疗方法。

　　CBCT图像如图31所示。

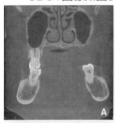
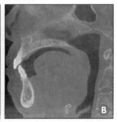
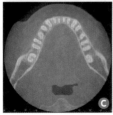

A.冠状面图像（通过上颌
　第一磨牙近中根）；
B.矢状面图像（通过右中切牙）；
C.水平面图像（通过下颌牙牙根
　中1/3平面）

图31　CBCT图像

口腔放射科的专业特点

　　口腔放射影像技术是口腔，尤其是现代牙科治疗不可或缺的辅助技术。随着技术进步，日常使用的有牙片、全景片、CBCT等成像设备，这些技术具有放射剂量低、辐射范围小、成像清晰度高的特点。虽然口腔放射影像技术的使用对正常成年人没有显著影响，但放射防护工作仍应符合国家规定和标准，对于孕妇和儿童建议慎用。

工作重点： 场地和患者的放射防护必须充分，牙片和全景片投照质量变异度较大，质量控制是管理工作的难点。

Q & A

常识问答

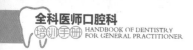

Question

问

我牙齿出问题，到口腔医院该挂什么科？

Answer

答

　　不同医院口腔科规模不同，分科情况也有一些差异，较小的医院就一个口腔科，中型以上的口腔科就会分专业，而较大而完善的口腔医院（科）常规分科情况如下：

●口腔外科（颌面外科）：拔牙、口腔手术，以及各种口腔和面部的肿瘤诊治、外伤修复、整形等。

●口腔内科系统：

牙体牙髓科：龋齿（蛀牙）和根尖周疾病的治疗。

牙周科： 牙周炎、牙龈炎，以及相关疾病的治疗。

口腔黏膜科： 口腔黏膜病的治疗，如口腔溃疡、口腔扁平苔藓、口腔白斑、疱疹性口炎等。

● 口腔修复科（矫形科）：专业"造假"科——假牙或牙套的安装，俗称"安假牙"。

● 口腔正畸科：矫正牙列错乱和咬合紊乱。

● 儿童口腔科：未成年人，多数是12~14岁以下儿童的口腔疾病的治疗。

● 预防科：根据各医院实际情况有不同分工，一般属于口腔内科的疾病都可能涉及。

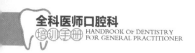

Question

问

口腔也有癌？口腔癌能治好吗？

Answer

答

肿瘤分恶性肿瘤和良性肿瘤，癌症是恶性肿瘤的一种，一般用于指代恶性肿瘤。肿瘤是在内外因素的作用下，机体细胞发生基因突变或表达异常而导致特定组织过度增生的一类疾病。

良性肿瘤多数是以局部增生为主，故相对的危害程度和治疗难度较低，部分良性肿瘤可以长期观察而不予处理，但个别良性肿瘤也会危及生命（如较大体积的血管瘤、动脉夹壁瘤等），治疗上较困难。

恶性肿瘤除了无限增殖的特性（理论上无限，但因危及个体生命，实际上还是有限的），多数还有浸润和转移的特性，治疗上较为困难，预后（治疗效果）与肿瘤的分期、病理类型（恶性程度）、转移情况、全身健康状况、对治疗的敏感性、病人的配合程度等有关。现在部分肿瘤临床治疗效果较好，如皮肤癌、鼻咽癌等（5年生存率可达90%以上）。总体来说，恶性肿瘤治疗的关键是早发现、早治疗，通常越是早期的肿瘤治疗效果越好。

恶性肿瘤中根据组织来源进行分类，来自上皮组织的一般叫癌，来自间叶组织的一般叫肉瘤。还有一些肿瘤由于历史沿革和约定俗成的原因，不按一般规律命名，如白血病就是血液恶性肿瘤，淋巴瘤、黑色素瘤也属于恶性肿瘤。虽然专业上癌只是特指某一类恶性肿瘤，但老百姓一般用癌来指代恶性肿瘤。还有部分肿瘤介于良性和恶性之间，称为交界瘤。总之，不能单纯从名字上判断其恶性程度和预后。

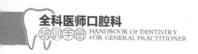

Question

问

洗牙后牙齿会不会松？洗牙会不会伤牙？

Answer

答

　　洗牙后牙齿所谓的松动与洁牙本身无关，而与牙周炎有关。牙齿上长结石与每个人口腔清洁卫生习惯、口中的菌群种类和平衡、唾液质地等有关。如果牙结石、牙菌斑较多，其覆盖在牙颈部、牙齿间长期得不到清除，就会导致局部炎症，引起牙龈出血、疼痛等，进一步会造成牙龈和牙槽骨萎缩、牙根暴露、牙齿松动等问题。洗牙去除牙菌斑、牙结石后，使本来存在的牙齿问题暴露出来。原来由牙结石填满的牙缝，现因牙结石去除，牙缝暴露，就会有洁牙后牙缝变大的感觉。原来大块的牙结石连成一片，类似夹板的作用，将已经松动的牙齿固定在一起，当去除牙结石后，夹板作用消失，牙齿松动暴露出来，就会有洁牙导致牙齿松动的错觉。这种松动如果程度不严重，在洁牙后会得到一定程度的改善。

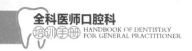

Question
问

智齿是怎么回事？为什么要拔？是不是拔了就会伤了智慧？

Answer
答

　　智齿是人类恒牙列的第三磨牙，俗称尽根牙、尽头牙，意在表示长大成人，无论心智还是体力都成熟之时长出的牙齿。所以，智齿并不是蕴含着智慧，正常情况下18~20岁左右萌出。很多人智齿无法正位萌出，被称为阻生牙。20~40岁年轻人易因智齿阻生发生感染，引起智齿冠周炎等疾病。

阻生智齿不拔会有什么影响呢?

按道理，不管是哪颗牙，都应该长出并行使功能，牙齿长不出来或长不正多多少少是有危害的。阻生智齿常见的危害有：

（1）**反复感染**。由于局部有利于细菌繁殖，稍不小心就会发生感染，不少人还长期存在慢性感染。慢性感染有可能发展成间隙感染、骨髓炎等严重感染，甚至致命。反复的慢性感染有可能导致风湿性疾病、肾小球肾炎、肾衰竭等疾病。

（2）**破坏邻牙**。阻生牙本身及萌出的过程会对邻牙的健康产生不利影响。在阻生牙萌出的过程

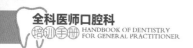

中，邻牙的牙周健康状况会明显恶化。很多阻生牙直接顶着前面的邻牙，导致邻牙的损坏。另外，很多17~21岁的孩子，智齿的正常萌出会挤压整个牙列，导致前牙的扭转、错位。

（3）**病灶**。由于智齿位置靠后，通常容易位置不正，导致清洁困难，易发生龋坏等疾病。这个位置的牙，治疗时操作也较为困难，所以治疗效果相对较差，容易成为病灶。

（4）**致癌**。正位萌出的智齿，由于周围组织间隙狭小，易咬伤颊部黏膜，成为导致颊癌的原因之一。一般导致颊癌的阻生牙常正位萌出或略偏颊侧，患者日常并无特殊不适，直至发生癌变才发觉。这种概率较小，但是后果很严重。

（5）**影响妊娠**。育龄妇女恰好是阻生牙感染的好发年龄段，如果妊娠期间发生智齿冠周炎，处理将极为麻烦。感染本身会直接影响胎儿发育，或影响孕妇进食，而致胎儿营养不良，故及时处理冠周炎是非常重要的，但是因为控制感染所用的抗生素可能对胎儿发育造成不良影响，所以感染的控制也较麻烦，常依靠局部冲洗和简单的抗生素（如青霉素）治疗。

Question

问

　　路边摊上的无痛拔牙，不需要麻药，也不用拔牙器械，令患者咳嗽一声，牙齿即落。这种技术是不是特别好，比到正规医院，又是注射麻药，又是钻头、钢钳子，把病人弄得满口血先进多了？

Answer

答

　　路边摊上的无痛拔牙，危害在于其使用的"神奇"的"离骨散"，这种白色粉末是由砒霜制成。将少量"离骨散"洒在牙齿周围，药力将牙龈、牙周膜、牙槽骨都腐化，在短短几分钟内使牙齿松动脱落，不疼也不出血。砒霜是剧毒药品，配置"离骨散"比例稍有偏差，可能致命。同时，使用"离骨散"不可避免地会伤到相邻好牙，造成邻牙相继松动而提前脱落。

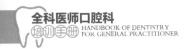

拔了牙会导致其他牙的松动吗?

"拔牙导致其他牙齿松动"实际上是个误区，是一种经验主义的观点。除江湖游医使用"离骨散"拔牙导致的拔牙后牙松动外，还有以下几种原因：

（1）**自身健康原因**。不少人因为自身健康的原因，牙周炎比较严重。口内多数牙存在牙周炎，普遍都有松动症状，只是哪个牙先掉的问题。拔了最松动的牙之后，其他牙依然一个接着一个随着牙周炎进展而松动，这与拔牙本身没有关系。

（2）**未经控制的根尖周炎和牙周炎**。患牙每次发炎均会破坏一点邻近的骨质，并对邻牙造成不可逆的损伤。这时无论拔不拔患牙，邻牙都受损松动了，拔除患牙后较短时间内邻牙也可能因龋坏、牙周炎等原因而被拔除。

（3）**智齿问题**。智齿影响邻牙的牙周健康，破坏邻牙后面的骨质，使得邻牙主要依靠阻生牙的抵靠而稳固，拔除后，邻牙逐渐松动而脱落。

综上，为了保持整个口颌系统健康，该拔除的牙尽量不要拖延，以免造成更多不利影响。

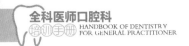

Question

问

牙齿掉了到底安什么样的假牙好?

Answer

答

　　安装假牙需要根据个人条件和要求来综合考虑治疗方案。目前常用的牙缺失的修复方法有三大类:

　　第一类是活动修复,假牙需要取下来清洗。这类假牙咬合力不是很大,但是比较简单,不需要磨除邻牙的大量牙体组织,习惯使用方法后还是比较方便。

　　第二类是固定桥修复,即利用邻牙,像搭建桥梁一样进行缺失牙的修复。这类假牙现在多使用烤瓷牙，佩戴后不用取下清洗，比较方便、舒适，但需要磨除邻牙大量牙体组织，尤其对于年轻健康恒牙，不是非常适用。对于单端没有邻牙的情况，也不是非常合适，需要严格评估。如果邻牙已经做了根管治疗，固定桥修复是很合适的。

第三类是种植牙，即在牙槽骨中打入一个金属"基桩"，称为"种植体"，待其长稳固后再在上面安装牙冠完成修复。这类修复效果较好，也不损伤邻牙，但对颌骨的条件有一定要求，一些全身性或局部疾病会影响种植成功率而影响效果，对金属过敏者不适用。

患者需根据自己口腔条件、全身健康状况、生活和职业需要、经济条件等多种因素综合考虑修复的方法。

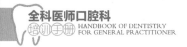

Question

问

路边安假牙摊上，可以马上在口内安上假
牙，不需要取模型，更不需要等待几天制作时
间，而且价格非常便宜，"好用"又不需要取
下来。这种治疗到底好不好？

Answer

答

这种在口内即刻修复好的假牙，制作方式是
使用自凝树脂材料在缺失牙位手捏出一个大致的牙
齿外形，同时使用不锈钢丝将树脂固定在相邻的自
体牙上。这种假牙与邻牙和牙龈软组织接触不紧
密，有一定活动度，会产生相应的缝隙，食物残渣
较易堆积在缝隙中，而这种假牙又不能自行取戴，
导致缝隙中的食物残渣无法清理干净，久而久之容
易导致邻牙龋坏或牙周炎。因此，这种假牙被称为
"不良修复体"。

Question

医生说要把牙神经杀了，好吓人，这是怎么回事？

Answer

　　"杀牙神经"是根管治疗的通俗说法。牙齿中间有牙髓腔并通过根管与颌骨相通连，当发生牙髓炎时，牙神经杀不杀都会坏死，是迟早的事。治疗中必须要把发炎的牙髓组织清理，再进行填充。发炎的牙髓长期不处理，炎症会通过根管扩散到颌骨，引起剧烈疼痛和更为严重的炎症。

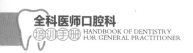

Question

问

不良修复体为啥"不良",为什么一定要拆除?

Answer

答

　　不良修复体主要指违反了修复原则的修复体,可能由于设计不当、制作不合理、材料不合格等原因造成。最常见的是由"江湖游医"通过自凝树胶加钢丝的方式进行的"快速镶牙"。首先,不良修复体使用的材料本身不符合合格修复体的材料要求,具有刺激性甚至毒性,刺激口腔黏膜和牙龈,危害患者身体健康。其次,由于不良修复体设计制作不合理,修复材料充填相邻牙齿之间的缝隙,造成牙齿表面难以彻底清洁,材料表面粗糙,成为细菌定植、聚集的极佳场所，造成龋坏、牙龈炎、牙周炎等疾病，出现牙痛、牙龈出血、口腔异味等症状。最后，不良修复体长期刺激口腔黏膜组织，甚至会引起癌变。总之，不良修复体对患者身心健康有严重危害，必须拆除。加强口腔卫生宣教，患者应加强防范和自我保护意识，镶牙、看牙到正规医疗机构，以避免不良修复体对人体的危害。

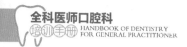

Question

问

牙齿松了，应该尽量保留吗?

Answer

答

　　牙齿松动是否保留要视情况而定，关键是得保证这颗牙的基本健康。牙齿尽量保留的观念是对的，但这个保留不是"赖着用"，保留患牙，至少要保证其不会成为感染源，从而影响邻牙和全身的健康，也就是说要进行治疗。若只是把牙留着，痛了吃点药，局部炎症就会持续存在，不断破坏牙槽骨，导致牙槽骨吸收和邻牙受损，还会引起全身性疾病。长期牙周炎严重的牙齿，脱落后牙槽骨骨量恢复很差，会导致后期修复效果不佳。

牙齿痛吃什么药好?

　　牙痛时，吃什么药都不是最佳选择。中国古话"牙痛不是病"说的就是这个道理。古代由于牙科局部治疗措施缺乏，无法进行局部处理，但是吃药又不能彻底解决问题，既然是无"药"可治，怎么能叫"病"呢？所以，牙痛的治疗应以局部处理为主，牙痛时最好到正规医疗机构就诊，针对炎症，局部引流的效果远远好于任何药物。此外，对于不同的炎症、不同的人，有效药物也不同。例如，对于牙髓炎，基本只能靠止疼药压制；对于牙周和根尖周的炎症，可以用口服抗菌药物来控制；对于严重的间隙感染（扩散至周围组织），得用较大剂量的抗菌药物。

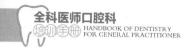

正畸治疗为什么要拔牙？拔了牙少几颗会不会影响咀嚼？

正畸治疗是否需要拔牙，应根据每个患者的具体情况来定，要综合考虑牙齿的拥挤程度、咬合关系、颌骨发育等情况来决定。如果根据治疗需要拔除牙齿，那就应该可以关闭拔牙的间隙（除非是龋坏或阻生而无法保留的牙，可允许正畸后通过种植牙等方法修复）。虽然牙是咀嚼器官，但咀嚼功能是整体系统，由牙齿、咬合关系、关节功能等共同决定，也就是说是个"团队"。对于咀嚼功能，更为重要的是咬合关系，而不是个别牙的存留。如果有个别牙影响了"团队"的运作，这颗牙就不如不要。

同样道理，如果正畸后咬合关系不好，出现开𬌗、反𬌗、咬合无力，甚至无法咬合等情况，说明咬合关系不合适，应重新进行矫正。

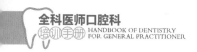

Question

问

正畸治疗中，片切是不是比拔牙好？

Answer

答

片切在正畸治疗发展早期是个常用方法，但现在已较少采用，片切过多会导致牙齿敏感，牙齿邻接部位不正常，不仅影响美观，而且影响清洁并容易导致炎症。因此，现在片切已经少用，仅用于个别情况。

Question

正畸应该在什么时候做，年龄大了能
不能正畸？

Answer

正畸治疗是为了消除牙列中影响咬合和美观
的因素，建立一个正常的咬合和比较美观的牙列。
任何治疗都需权衡收益与付出，并根据个体情况来
决定具体方案。对于严重影响整个牙颌系统健康的
畸形来说，任何时候做都是收益明显大于付出的。
但因为对于收益和付出的代价，每个人有自己的价
值观和理念，所以没有唯一的标准。

一般情况下，最佳的正畸时间是在青春期初
期，即乳恒牙替换即将或者刚刚完成时，通常在

12~14岁之间，但这并不是说年龄大了就不能正畸。有些孩子颌骨有发育畸形的趋势，就需要更早干预，因为骨性的畸形等发育完成后就无法通过正畸治疗改变，而需要进行手术。